前　言

本标准按照 GB/T 1.1—2009 给出的规则起草。

本标准由上海传承导引医学研究所提出。

本标准由中华中医药学会归口。

本标准起草单位：上海传承导引医学研究所、上海中医药大学、湖南中医药大学。

本标准主要起草人：严蔚冰、洪净、严石卿、罗从风、李殿友、关鑫、艾静、孙萍萍、刘琦。

引　言

本标准是用于指导和规范"古本易筋经十二势导引法"的规范性文件。编写和颁布本标准的目的在于指导相关人员正确使用"古本易筋经十二势导引法"防治疾病，使其应用更加规范化，便于推广，更好地在防治疾病中发挥作用。

《中医药发展战略规划纲要（2016—2030年）》指出，要加强中医药非物质文化遗产传承，推广、普及易于掌握的中医养生保健技术与方法。"古本易筋经十二势导引法"于2009年列入"上海市非物质文化遗产代表性项目"，2014年列入"国家级非物质文化遗产代表性项目"，是经典的中医导引法，有着深远的文化内涵和广泛的实用价值。近年来，"古本易筋经十二势导引法"通过在国内外开展传习教学，受益人群逾20万人。

2015年，"古本易筋经十二势导引法"作为非物质文化遗产进校园项目，先后在上海中医药大学、福建中医药大学和江西中医药大学等中医药高等院校传习。2016年起，"古本易筋经十二势导引法"作为中医导引学传承实践教学的主要内容在上海中医药大学正式开课，并与上海交通大学医学院附属瑞金医院功能神经外科、上海交通大学医学院附属第六人民医院骨科、上海中医药大学附属龙华医院肿瘤六科、上海中医药大学附属曙光医院（东院）治未病中心等机构开展相关临床康复的研究，有着较强的实用性和广泛的社会影响力。

通过研究制定本标准，规范其定义、基本步态、手形及各导引势动作要领、禁忌，并根据"三因制宜"原则，对各类人群在不同季节、不同地域习练"古本易筋经十二势导引法"提出合理的指导性意见。

古本易筋经十二势导引法技术规范

1 范围

本标准规定了"古本易筋经十二势导引法"的术语和定义、动作步骤分解、要点及注意事项。

本标准适合于"古本易筋经十二势导引法"的教学、非遗传习、健康宣教、社会普及与导引技术示范等。

2 规范性引用文件

下列文件对于本文件的应用是必不可少的。凡是注日期的引用文件,仅所注日期的版本适用于本文件。凡是不注日期的引用文件,其最新版本(包括所有的修改单)适用于本文件。

GB/T 1.1—2009 标准化工作导则 第1部分:标准的结构和编写

GB/T 20348—2006 中医基础理论术语

GB/T 12346—2006 腧穴名称与定位

GB/T 22163—2008 腧穴定位图

3 术语和定义

下列术语和定义适用于本标准。

3.1

导引

导引是传统医学"针、灸、砭、药、导引、按跷"六法之一。通过导引行气的实践,使筋骨柔顺、气血充盈,以增强脏腑机能,是固本培元、养生祛疾的自主诊疗方法。

3.2

经筋

经筋为"十二经筋"的简称,是十二经的经气濡养筋肉骨节的体系,是附属于十二经脉的筋膜系统,是经脉经气在人体四肢百骸、骨骼筋肉之间运行的另一径路。因其运行于体表筋肉,故称"经筋"。经筋分手足三阴三阳,其数目与经脉相同,其循行道路也多与经脉相接。

3.3

易筋经

"易"指改变;"筋"指十二经筋;"经"者常也,不变之理,指经典、指南。"易筋经"是针对人体十二经筋,逐筋疏导的传统中医导引技法。

3.4

古本易筋经十二势导引法

古本易筋经十二势导引法是依据古代官刻本"衙门藏版"《易筋经》和国家级非物质文化遗产代表性项目"中医诊疗法——古本易筋经十二势导引法"之抄本为范本,结合历代传承人技法与实践而形成的。它是以中医学经筋理论为指导,针对人体十二经筋逐筋疏导的传统中医导引技法。其核心原则为伸筋拔骨、吐故纳新、守中致和。

3.5

十二势

十二势是指十二个易筋经导引势,与十二经筋逐一相应。习练时,体势应与内在气势、情势相应。

3.6

松静站立

松静站立为"古本易筋经十二势导引法"的形态之一,指站立姿态,身放松,心安静(参见附

1

录 A 图 A.1）。

3.7

大马步

大马步为"古本易筋经十二势导引法"的步态之一。指两脚平行，略宽于肩，屈膝下蹲，膝盖不过脚尖，尾椎向后推出，如骑马状的步态（参见附录 A 图 A.2）。

3.8

弓步

弓步为古本易筋经十二势导引法的步态之一。指前腿弓，前腿膝盖不过脚尖；后腿挺直，脚跟落地，上身保持正直的步态（参见附录 A 图 A.3、图 A.4）。

3.9

卷指握拳

为古本易筋经十二势导引法的手形之一。要求先以手指用劲内卷，然后拇指紧扣握拳（参见附录 A 图 A.5、图 A.6）。

3.10

拳眼

用劲握拳，拇指、食指屈卷而成眼状，故名"拳眼"（参见附录 A 图 A.7）。

3.11

鸟爪

鸟爪为"古本易筋经十二势导引法"的手形之一。要求五指前端指节微屈，掌心内含，呈鸟爪状（参见附录 A 图 A.8）。

3.12

龙爪

龙爪为"古本易筋经十二势导引法"的手形之一。要求五指伸直，掌心内含，呈龙爪状（参见附录 A 图 A.9）。

3.13

虎爪

虎爪为"古本易筋经十二势导引法"的手形之一。要求五指拄地，掌心内含，呈虎爪状（参见附录 A 图 A.10）。

3.14

十指交叉

十指交叉为"古本易筋经十二势导引法"手形之一。要求双手大拇指指腹相抵，其余八指相互交叉（参见附录 A 图 A.11、图 A.12）。

3.15

天门

天门，又名"天庭"，位于额部，即印堂至发际（参见附录 A 图 A.13）之间。

3.16

肋间

肋间为生理部位名，位于肋骨中间区域（参见附录 A 图 A.14）。

4 动作步骤分解与要点

4.1 准备与热身

在练习前，要求先排空大小便，身穿宽松透气的衣服，在腰间扎一根腰带。习练各势起势时，要求咬牙，舌抵上腭，双目平视，调匀鼻息。

注1：腰带对腰肌和腰椎有保护作用，同时也可以约束腹部鼓胀，防止下焦壅塞。

注2："咬牙"是练筋骨的开始。"咬牙"可固齿和壮骨，还可使神情专注。

注3：舌上抵，则津液生。

注4："古本易筋经十二势导引法"要求睁眼练习。如果在习练时不自觉地闭上眼睛，可稍事休息，待恢复精神后再行练习。

注5：在"古本易筋经十二势导引法"的习练中保持呼吸顺畅，切忌憋气。以鼻吸鼻呼为宜，初习导引者，若感觉气息不畅，可鼻吸口呼，待顺畅后再鼻吸鼻呼。

4.2 预备势导引法

4.2.1 疏导经脉

预备势导引法疏导任脉和督脉。

注1：任脉起于小腹内胞宫，下出于会阴，经阴阜，沿腹部正中线上行，经咽喉部（天突穴），到达下唇内，左右分行，环绕口唇，交会于督脉之龈交穴，再分别通过鼻翼两旁，上至眼眶下（承泣穴），交于足阳明经。

注2：督脉起于小腹内胞宫，下出会阴部，向后行于腰背正中至尾骶部的长强穴，沿脊柱上行，经项后部至风府穴，进入脑内，沿头部正中线，上行至巅顶百会穴，经前额下行鼻柱至鼻尖的素髎穴，过人中，至上齿正中的龈交穴。

4.2.2 动作分解

——松静站立，自上而下放松（参见附录A图A.15）。咬牙，舌抵上腭，双目平视，调匀鼻息。

——屈膝下蹲，两手抱膝，低头成团状（参见附录A图A.16）。

——身体重心依次向前移动，向后移动，重心还原；向左移动，向右移动，重心还原。

——两手扶膝，低头塌腰，膝盖挺直（参见附录A图A.17）。

——十指交叉，转掌心向下，两臂伸展，起身上托（参见附录A图A.18、图A.19、图A.20）。

——两手抱后脑，两臂打开，依次抬头、挺胸、挺腹、挺小腹、挺腹股沟（参见附录A图A.21）。身体还原放松时用力发"咳"声。

——两手十指交叉，上托（参见附录A图A.22）。

——两臂左右分开至水平位，手指同时向外伸展，然后卷指握拳（参见附录A图A.23）。

——两臂下落时，依次放松肩、肘、腕、手指（参见附录A图A.24）。

——以上导引动作合为1次，重复导引3次后，恢复松静站立（参见附录A图A.25）。

4.2.3 要点与作用

预备势导引法要求导引时完成形体的蜷曲和伸展，一紧一松地重复交替进行，达到伸筋拔骨的效果，筋归槽、骨对缝，使习练者形正、气和、体柔。预备势导引法有助于促进周身气血循行，使之达到末梢（手指、脚趾、头面），起到行气活血的作用。

4.3 韦陀献杵第一势导引法

4.3.1 疏导经筋

"韦陀献杵第一势导引法"疏导手太阴经筋（参见附录A图A.26）。

注：手太阴之筋，起始于大指之上，沿指上行，结于鱼际部之后，行于寸口外侧，上行沿前臂，结于肘中；向上经过上臂内侧，进入腋下，出缺盆部，结于肩髃前方。其上方结于缺盆，自腋下行的从下方结于胸里，分散通过胃之贲门，与手厥阴经之筋在胃下会合，达于季胁。

4.3.2 动作分解

——松静站立，自上而下放松（参见附录A图A.27）。咬牙，舌抵上腭，双目平视，调匀鼻息。

——两脚开立，与肩同宽。两手转掌心向前，在体前慢慢捧起（参见附录A图A.28）。

——两手在胸前合掌（参见附录A图A.29）。

——指尖向前，平直推出，劲透指尖（参见附录A图A.30）。

——两臂左右打开，同时挺胸收小腹（参见附录A图A.31）。

——两臂至水平位，两手转掌心向下，舒臂伸指（参见附录 A 图 A.32），卷指握拳。

——两臂放下时，依次放松肩、肘、腕、手指（参见附录 A 图 A.33）。

——以上导引动作合为 1 次，重复导引 7 次后，恢复松静站立（参见附录 A 图 A.34）。

4.3.3 要点与作用

"韦陀献杵第一势导引法"的要点是"身形中正""气息平和"。中正者，身形中正，心无外驰。气和者，专心调息勿使气滞。

4.4 韦陀献杵第二势导引法

4.4.1 疏导经筋

"韦陀献杵第二势导引法"疏导手少阳经筋（参见附录 A 图 A.35）。

注：手少阳经筋，起始于小指无名指末端，结于腕背，上走前臂外侧，结于肘部，向上绕行于上臂外侧，上循肩部，走到颈部会合于手太阳经筋。其分支当下颌角部进入，联系于舌根，一支上下颌处沿耳前，属目外眦，上达颞部，结于额角。

4.4.2 动作分解

——松静站立，自上而下放松；咬牙，舌抵上腭，双目平视，调匀鼻息。

——右脚向右跨一大步，屈膝下蹲呈大马步（参见附录 A 图 A.36）。

——两手转掌心向前，在体前捧起，向内收（参见附录 A 图 A.37、图 A.38）。

——在胸前翻掌心向上，两臂用劲，掌心向上托（参见附录 A 图 A.39）。

——两臂上托时保持指掌压平，掌心向上，抬头（参见附录 A 图 A.40）。

——上托至极限后，两臂左右打开（参见附录 A 图 A.41）。

——头部恢复，双目平视，两臂伸至水平位，卷指握拳（参见附录 A 图 A.42）。

——两臂放下时，依次放松肩、肘、腕、手指的同时慢慢起身（参见附录 A 图 A.43、图 A.44）。

——以上导引动作合为 1 次，重复导引 7 次后，恢复松静站立。

4.4.3 要点解析

两手翻掌上托时，要徐徐向上用劲，感受上、中、下三焦的升降开阖。

中医导引诀曰：两手托天理三焦。

4.5 摘星换斗势导引法

4.5.1 疏导经筋

"摘星换斗势导引法"疏导手少阴经筋（参见附录 A 图 A.45）。

注：手少阴经筋，起始于手小指内侧，结聚于腕后豆骨处，向上结于肘内侧，上入腋内，交手太阴经筋，伏行于乳里，结聚于胸部，沿膈向下，系于脐部。

4.5.2 动作分解

——松静站立，自上而下放松。咬牙，舌抵上腭，双目平视，调匀鼻息。

——右脚向右跨一大步，屈膝下蹲呈大马步（参见附录 A 图 A.46）。

——两手在体前捧起（参见附录 A 图 A.47）。

——右手在上，左手在下。两手同时转掌心向下（参见附录 A 图 A.48）。

——右手手腕内扣，上顶至头顶（参见附录 A 图 A.49、图 A.50）。

——左手手腕外展，下探护会阴（参见附录 A 图 A.51），眼睛看上掌。

——右手翻掌心向上，两手同时旋腕、握拳，呈摘星换斗右势（参见附录 A 图 A.52、图 A.53）。

——两手握拳收回，至胸前交替换手。两臂交替时上手在外侧，下手在内侧（参见附录 A 图 54、图 A.55）。

——左手手腕内扣，上顶至头顶，右手手腕外展，下探护会阴（参见附录 A 图 A.56）。

——眼睛看上掌，左手翻掌心向上，两手同时旋腕、握拳，呈摘星换斗左势（参见附录 A 图

A.57、图 A.58）。

——右势与左势合为 1 次，导引 7 次后，两手握拳收于肋间（参见附录 A 图 A.59）。

——两臂放下时，依次放松肩、肘、腕、手指，恢复松静站立（参见附录 A 图 A.60）。

4.5.3 要点与作用

"摘星换斗势导引法"疏导手少阴经筋，对应手少阴心经。心主神明，心失所养则心神不宁，心神散乱则无法专注，故导引此势有助于凝神专注。

4.6 出爪亮翅势导引法

4.6.1 疏导经筋

"出爪亮翅势导引法"疏导手阳明经筋（参见附录 A 图 A.61）。

注：手阳明经筋，起始于食指末端，结于腕背部，向上沿前臂，结于肘外侧，上经上臂外侧，结于肩髃部。分出支筋绕肩胛，挟脊旁；直行的经筋从肩髃部上走颈；分支走向面颊，结于鼻部；直上行的走手太阳经筋前方、上额角，络于头部向下至对侧下颌。

4.6.2 动作分解

——松静站立，自上而下放松（参见附录 A 图 A.62）。咬牙，舌抵上腭，双目平视，调匀鼻息。

——两手握拳提起，置于肋间（参见附录 A 图 A.63）。

——两手呈鸟爪状，向前上方探出（参见附录 A 图 A.64）。

——出爪同时重心上移，脚跟提起。抬头，挺胸，收腹（参见附录 A 图 A.65）。

——两手翻掌心向外，两臂外展，向后下方划圆弧至极限（参见附录 A 图 A.66、A.67）。

——亮翅后两臂从体后侧用劲收回，握拳置于肋间，同时两肘夹紧（参见附录 A 图 A.68、A.69）。

——重心下落时，依次放松肩、肘、腕、手指。

——以上导引动作合为 1 次，重复导引 7 次后，恢复松静站立（参见附录 A 图 A.70）。

4.6.3 要点与作用

"出爪亮翅势导引法"是模仿鸟类的仿生导引法，脱胎于经典的导引势"鸟申"。出通过咬牙、舌抵、抬头、挺胸、收腹、展翅、踮脚，促阳气上升，有助于聚精、养气、凝神。

4.7 倒拽九牛尾势导引法

4.7.1 疏导经筋

"倒拽九牛尾势导引法"疏导足阳明经筋（参见附录 A 图 A.71）。

注：足阳明经筋，起始于足次趾、中趾及无名趾，结于足背，斜向外行，加附于辅骨，上结于膝外侧，直上结于髀枢，又向上沿胁部属于脊。其直行者上沿胫骨，结于膝部；分支之筋结于腓部，合并足少阳经筋。直行者沿伏兔上行，结于大腿部而聚会于阴器。再向上分布到腹部，至缺盆外结集；再向上至颈，挟口旁，合于鼻旁，上方合于足太阳经筋。太阳经筋为"目上纲"上睑，阳明经筋为"目下纲"下睑。另一分支，从面颊结于耳前部。

4.7.2 动作分解

——松静站立，自上而下放松。咬牙，舌抵上腭，双目平视，调匀鼻息。

——右脚向右跨一大步，屈膝下蹲呈大马步（参见附录 A 图 A.72）。

——两手掌心相对，在小腹前呈抱球状，右手在下，左手在上（参见附录 A 图 A.73）。

——两手握拳，用劲左右拉开，同时右转，呈右弓步（参见附录 A 图 A.74）。

——眼睛平视右拳眼，左拳对环跳，呈倒拽九牛尾右势（参见附录 A 图 A.75）。

——转身还原，至正身位呈大马步，同时两臂之劲逐渐放松。

——两手掌心相对，在小腹前呈抱球状，左手在下，右手在上（参见附录 A 图 A.76）。

——两手握拳，用劲左右拉开，同时左转呈左弓步（参见附录 A 图 A.77）。

——眼睛平视左拳眼，右拳眼对环跳，呈倒拽九牛尾左势（参见附录 A 图 A.78）。

——左势与右势合为 1 次，导引 7 次后，还原成大马步，两手握拳收于肋间（参见附录 A 图 A.79）。

——起身时依次放松肩、肘、腕、手指，恢复松静站立（参见附录 A 图 A.80）。

4.7.3 要点与作用

"易筋经十二势导引法"所用的是劲而不是力，劲来源于筋，故名"筋劲"。练习"倒拽九牛尾势导引法"可增强筋劲，消除有气无力的生理现象。

4.8 九鬼拔马刀势导引法

4.8.1 疏导经筋

"九鬼拔马刀势导引法"疏导足太阳经筋（参见附录 A 图 A.81）。

注：足太阳经筋，起始于足小趾，上结于外踝，斜上结于膝部，下支沿足外侧结于足跟，向上沿跟腱结于腘部；其分支结于小腿肚（腨外）上向腘内侧，与腘部一支并行上结于臀部；向上挟脊旁，上后项。分支入结于舌根。直行者结于枕骨，上向头顶，由头的前方下行结于鼻部。分支形成"目上纲"，下边结于鼻旁。背部的分支，从腋后外侧结于肩髃部位；一支进入腋下，向上出缺盆，上方结于完骨（耳后乳突）；再有分支从缺盆出来，斜上结于鼻旁。

4.8.2 动作分解

——松静站立（参见附录 A 图 A.82）。咬牙，舌抵上腭，双目平视，调匀鼻息。

——两手臂从体侧平举起，掌心向上与肩平（参见附录 A 图 A.83）。

——右臂上举，左臂下落（参见附录 A 图 A.84）。

——两臂同时屈肘，右手臂从后方夹抱颈项，手指以无名指勾住嘴角（参见附录 A 图 A.85）。

——左手大拇指抵住后心，手背靠紧背部（参见附录 A 图 A.86）。

——胯部以下保持不动，上身保持正直，双目平视，向左后方旋转趋于 180°，呈九鬼拔马刀右势（参见附录 A 图 A.87）。

——形体慢慢放松，还原至正身位，两手臂打开呈侧平举，掌心向上（参见附录 A 图 A.88）。

——左臂上举，右臂下落（参见附录 A 图 A.89）。

——两臂同时屈肘，左手臂从后方夹抱颈项，手指以无名指勾住嘴角（参见附录 A 图 A.90）。

——右手大拇指抵住后心，手背靠紧背部（参见附录 A 图 A.91）。

——胯部以下保持不动，上身保持正直，双目平视，向右后方旋转趋于 180°，呈九鬼拔马刀左势（参见附录 A 图 A.92）。

——形体慢慢放松，还原至正身位，两手臂打开呈侧平举，掌心向上（参见附录 A 图 A.93）。

——右势与左势合为 1 次，重复导引 7 次后，还原成正身位。两手侧平举，转掌心向下，握拳。手臂放下时，依次放松肩、肘、腕、手指（参见附录 A 图 A.94）。

——恢复松静站立（参见附录 A 图 A.95）。

4.8.3 要点与作用

此势模仿骑兵拔马刀的形态，导引肩颈及耳后、腋下等生理部位，通过开阖旋转，使这些部位在阴、阳之间交替变化，得到调理、濡养。

4.9 三盘落地势导引法

4.9.1 疏导经筋

"三盘落地势导引法"疏导手厥阴经筋（参见附录 A 图 A.96）。

注：手厥阴经筋，起始于中指，与手太阴经筋并行，结于肘部内侧。上经上臂的内侧，结于腋下；下行分散于胁前后，分支进入腋内，散布于胸中，结于膈。

4.9.2 动作分解

——松静站立，自上而下放松（参见附录 A 图 A.97）。咬牙，舌抵上腭，双目平视，调匀鼻息。

——右脚向右跨一大步，屈膝下蹲呈大马步。两手握拳提至肋间（参见附录 A 图 A.98）。

——两手由拳变掌，指向下插，劲透指尖（参见附录 A 图 A.99）。

——以两手掌根用劲，两臂伸直向前上方慢慢推至水平位（参见附录 A 图 A.100）。

——掌心向上，两臂用劲内收于胸前，转掌心向下（参见附录 A 图 A.101）。

——两掌虎口相对，用劲下压（参见附录 A 图 A.102）。

——旋腕、握拳（参见附录 A 图 A.103）。

——两手握拳用劲上提至肋间（参见附录 A 图 A.104）。

——两臂放下时，依次放松肩、肘、腕、手指，同时起身（参见附录 A 图 A.105）。

——以上导引合为 1 次，重复导引 7 次后，恢复松静站立。

4.9.3 要点与作用

"三盘落地势导引法"是由起势、下插、前推、内收、转掌下压、旋腕握拳、提起、收势等八段上肢小导引集锦而成，用于锻炼指掌、臂膀筋劲，提高心肺功能，尤其适合针推医师。

4.10 青龙探爪势导引法

4.10.1 疏导经筋

"青龙探爪导引法"疏导足少阳经筋（参见附录 A 图 A.106）。

注：足少阳经筋起于第四趾，上结于外踝，再向上沿胫外侧结于膝外侧。其分支另起于腓骨部，上走大腿外侧。前方结于伏兔（股四头肌部），后方结于骶部。直行者经季胁，上走腋前方，联系于胸侧和乳部，结于缺盆。直行者上出腋部，通过缺盆，行于太阳经筋的前方，沿耳后上绕到额角，交会于头顶，向下走向下颌，上方结于鼻旁，分支结于外眦成"外维"。

4.10.2 动作分解

——松静站立（参见附录 A 图 A.107）。咬牙，舌抵上腭，双目平视，调匀鼻息。

——两手握拳提起，置于肋间（参见附录 A 图 A.108）。

——右手呈龙爪状，向左上方探出，眼睛看向出爪方向（参见附录 A 图 A.109）。

——右手由爪变掌，垂直下落至左脚踝外侧，翻掌心向下（参见附录 A 图 A.110、图 A.111）。

——以腰带动肩背、手臂，从左向右转 180°（参见附录 A 图 A.112）。

——至右脚踝外侧，旋腕、握拳，呈青龙探爪右势（见图 113）。

——右拳上提至肋间，同时起身（参见附录 A 图 A.114、图 A.115）。

——左手呈龙爪状，向右上方探出。眼睛看向出爪方向（参见附录 A 图 A.116）。

——左手由爪变掌，垂直下落至右脚踝外侧（参见附录 A 图 A.117）。

——翻掌心向下，然后以腰带动肩背、手臂，从右向左转 180°（参见附录 A 图 A.118）。

——至左脚踝外侧，旋腕、握拳，呈青龙探爪左势（参见附录 A 图 A.119）。左拳上提至肋间，同时起身。

——右势与左势合为 1 次，重复导引 7 次后，两手握拳收置肋间（参见附录 A 图 A.120）。——两手臂放下时，依次放松肩、肘、腕、手指，恢复松静站立（参见附录 A 图 A.121）。

4.10.3 要点与作用

青龙探爪势是模仿"龙探爪"的仿生导引法，其动作要求舒展、平缓。手要从头面处慢慢向下导引，牵动肩胛后垂直向下至脚踝外侧，再旋体 180°后握拳上引。导引此势对颈肩、脊柱、腰腿拘紧有缓解功能，也有利于全身气血运行；有舒肝利胆的功效，配合卧虎扑食势导引法效果更佳。

4.11 卧虎扑食势导引法

4.11.1 疏导经筋

"卧虎扑食势导引法"疏导足厥阴经筋（参见附录 A 图 A.122）。

注：足厥阴经筋，起始于足大趾的上方，向上结于内踝前方，向上沿胫骨内侧，结于胫骨内踝之下，再向上沿大腿内侧，结于阴器部位而与诸筋相联络。

4.11.2 动作分解

——松静站立（参见附录A图A.123）。咬牙，舌抵上腭，双目平视，调匀鼻息。

——右脚向后退一大步，同时两手上提（参见附录A图A.124）。

——两臂前伸，重心前移，向前扑出，两手十指挂地，呈虎爪状。抬头，塌腰，张口，怒目（参见附录A图A.125）。

——身体重心向后，用鼻吸气蓄力，抬头向前吐气发虎啸声，重复7次，呈卧虎扑食右势（参见附录A图A.126）。

——右脚收回，两脚并拢，慢慢起身，同时两臂上举，掌心相对，向上导引（参见附录A图A.127、图A.128）。

——两手握拳，慢慢向下导引至肋间（参见附录A图A.129、图A.130）。

——自上而下放松时，依次放松颈、肩、肘、腕、手指（参见附录A图A.131）。

——左脚向后退一大步，同时两手上提呈虎爪状（参见附录A图A.132）。

——两臂前伸，重心前移，向前扑出，两手十指挂地，呈虎爪状。抬头，塌腰，张口，怒目（参见附录A图A.133）。

——身体重心向后，用鼻吸气蓄力，抬头向前吐气发虎啸声，重复7次，呈卧虎扑食左势（参见附录A图A.134）。

——左脚收回，两脚并拢，慢慢起身，同时两臂上举，掌心相对，向上导引（参见附录A图A.135、图A.136）。

——两手握拳，慢慢向下导引至肋间（参见附录A图A.137、图A.138）。

——自上而下放松时，依次放松肩、肘、腕、手指。

——右势与左势合为1次，重复导引7次后，恢复松静站立（参见附录A图A.139）。

——年老体弱者，在习练"卧虎扑食势导引法"时，如存在困难，可采取简易卧虎扑食势导引法（参见附录B图B.1、图B.2）。

4.11.3 要点与作用

卧虎扑食势是模仿老虎的仿生导引法，与之相近的是东汉末年，华佗所创《五禽戏》中之"虎戏"。头面部导引，通过龇牙咧嘴，活化面部神经；躯干部导引，抬头、塌腰、肩背平直，以脚趾为动力，向前导引成扑食势，通过虎吼，疏导肝气。

4.12 打躬势导引法

4.12.1 疏导经筋

"打躬势导引法"疏导足少阴经筋（参见附录A图A.140）。

注：足少阴经筋，起于足小趾的下方，同足太阳经筋并斜行内踝下方，结于足跟，与足太阳经筋会合。向上结于胫骨内踝下，同足太阴经筋一起向上，沿大腿内侧，结于阴部，沿脊里，挟膂，向上至项，结于枕骨，与足太阳经筋会合。

4.12.2 动作分解

——松静站立（参见附录A图A.141）。咬牙，舌抵上腭，双目平视，调匀鼻息。

——两手在小腹前十指交叉，翻掌心向下（参见附录A图A.142）。

——两手臂向前上方伸展，举过头顶（参见附录A图A.143）。

——松肩、屈肘，两手十指交叉状抱后脑（参见附录A图A.144）。

——两臂夹紧，以两手腕掩住双耳（参见附录A图A.145）。

——打躬时，保持肩背平直（参见附录A图A.146）。

——起身时先抬头，以头带动肩、背、腰，慢慢起身，同时两臂逐渐打开（参见附录A图A.147、图A.148）。

8

——以上导引合为 1 次，重复导引 7 次后，十指交叉上托过头顶（参见附录 A 图 A.149）。

——松开十指，两臂左右打开，慢慢下落与肩平，握拳（参见附录 A 图 A.150、图 A.151）。

——放下时，依次放松肩、肘、腕、手指，恢复松静站立（参见附录 A 图 A.152）。

4.12.3 要点与作用

肾开窍于耳，肾经与膀胱经相表里。导引此势时，用两手腕掩住两耳使之"闭"，向下打躬。起身时再逐渐放松手腕使之"开"。形体导引时的升降开阖，在于打躬和起身。躬身下探时，保持肩背平直，起身后抬头、挺胸、挺腹，确保肢体的伸展以疏导肾经。

4.13 掉尾势导引法

4.13.1 疏导经筋

"掉尾势导引法"疏导手太阳经筋（参见附录 A 图 A.153）。

注：手太阳经筋，起于手小指上方，结于腕背，向上沿前臂内侧缘，结于肘内锐骨（肱骨内上髁）的后方，进入并结于腋下。其分支向后走腋后侧缘，向上绕肩胛，沿颈旁出走足太阳经筋的前方，结于耳后乳突；分支进入耳中；直行者，出耳上，向下结于下颌，上方连属目外眦。还有一条支筋从颌部分出，至上下颌角部，沿耳前，连属目外眦、上额，结于额角。

4.13.2 动作分解

——松静站立（参见附录 A 图 A.154）。咬牙，舌抵上腭，双目平视，调匀鼻息。

——两脚开立，略宽于肩，两手在小腹前十指交叉，翻掌心向下（参见附录 A 图 A.155）。

——两臂上抬，举过头顶，同时抬头（参见附录 A 图 A.156）。

——两手十指交叉，两臂前伸，慢慢下腰，同时保持头部昂起（参见附录 A 图 A.157）。

——两手叉掌拄地，保持抬头姿态（参见附录 A 图 A.158）。

——重心前移至脚掌，脚跟提起、顿地 7 次为 1 组，做 3 组。顿地时保持膝盖挺直，抬头前视（参见附录 A 图 A.159）。

——顿地 21 次后，以手推地，两臂伸直慢慢起身（参见附录 A 图 A.160）。

——两手交叉上举过头顶（参见附录 A 图 A.161）。

——两手臂从体侧分开下落至与肩平，握拳（参见附录 A 图 A.162）。

——两臂放下时，依次放松肩、肘、腕、手指，恢复松静站立（参见附录 A 图 A.163）。

——年老体弱者在习练掉尾势时，如存在困难，可采取简易法进行习练（参见附录 C 图 C.1、图 C.2、图 C.3）。

4.13.3 要点与作用

《易筋经》古图谱之掉尾势，亦称"工尾势"。掉者，摆动也。

"掉尾势导引法"通过双手交叉拄地，尾椎至颈椎倒挂的形态，使气血更易延督脉上行，脚跟顿地是导引阳气上升的过程。其摆动的是尾椎而非臀部，其摆幅宜小而柔，不宜大而猛。掉尾势导引法需要一定的强度来保证，7 次为 1 组，做 3 组，完成顿地 21 次。行此法时应始终保持抬头姿态。

4.14 收势导引法

4.14.1 疏导经筋

"收势导引法"疏导足太阴经筋（参见附录 A 图 A.164）。

注：足太阴经筋，起始于足大趾内侧端，上行结于内踝，直行向上结于膝内辅骨，向上沿着大腿内侧，结于股骨前，聚于阴器部；向上到腹部，结于脐，再沿着腹内结于胁，散布于胸中，在内的经筋则附着于脊旁。

4.14.2 动作分解

——两脚开立，与肩同宽，松静站立（参见附录 A 图 A.165）。咬牙，舌抵上腭，双目平视，调匀鼻息。

——两手在体前捧起，在胸前分掌（参见附录 A 图 A.166）。

——右掌用劲上托过头顶，同时左掌用劲向下按至环跳外侧，眼睛透过左掌虎口看脚跟，呈收势右势（参见附录 A 图 A.167、图 A.168）。

——眼睛透过左掌虎口看脚跟，呈收势右势（参见附录 A 图 A.169）。

——两臂收回，两手在胸前交替（参见附录 A 图 A.170）。

——左掌用劲上托过头顶，同时右掌用劲下按至环跳外侧。

——眼睛透过右掌虎口看脚跟，呈收势左势（参见附录 A 图 A.171）。

——右势与左势合为 1 次，重复导引 7 次后，两手在体前合掌、调息（参见附录 A 图 A.172）。

——待鼻息调匀，搓掌，掌心发热后，击掌 7 次（参见附录 A 图 A.173）。

——依次用右手拍打左手内关、外关各 7 次（参见附录 A 图 A.174、图 A.175）。

——换手拍打右手内关、外关各 7 次（参见附录 A 图 A.176、图 A.177）。

——两手依次拍打环跳、足三里、三阴交各 7 次（参见附录 A 图 A.178、图 A.179、图 A.180）。

——起身的同时，两手从体侧掌心向上导引，至头顶（参见附录 A 图 A.181、图 A.182）。

——两手握拳，逐渐用劲向下导引至肋间（参见附录 A 图 A.183、A.184）。

——两手臂放下时，依次放松肩、肘、腕、手指，恢复松静站立（参见附录 A 图 A.185）。

4.14.3 要点与作用

中医导引诀曰：调理脾胃须单举。此导引势适宜在饭前、饭后做。脾胃乃后天之本，常做左右单举有醒脾养胃之功效。

5 注意事项

5.1 因时原则

5.1.1 一天

早晨阳气升，适宜导引行气，晚上不宜扰动筋骨。

一天十二时辰中，子时、卯时、午时、酉时等尤需注意。

子时（23：00—1：00）阳气始生，午时（11：00—13：00）阴气始生。这两个时间段宜静不宜动。

卯时（5：00—7：00），清明之气始生，宜吐故纳新，导引行气。

酉时（17：00—19：00）易出现疲劳感，宜导引行气，有助于及时消除疲劳。

5.1.2 四季

一年之中，四季更替，导引行气要随季节的转换而变化。

春生夏长，春夏养阳，导引伸筋，以升阳生发为主，出汗后及时擦去；秋收冬藏，秋冬养阴，导引行气，以舒缓内敛为主，以全身发热、不出汗为宜。

5.1.3 节气

一年二十四节气中，尤其是在立春、春分，立夏、夏至，立秋、秋分，立冬、冬至这八个大节气的阴阳转换之时，宜导引行气，顺应自然界气机的升降浮沉，防治未病。

春季养肝：肝经与胆经相表里。立春、春分前后宜导引卧虎扑食势以疏导足厥阴经筋，濡养足厥阴肝经；导引青龙探爪势以疏导足少阳经筋，濡养足少阳胆经。

夏季养心：心经与小肠经相表里。立夏、夏至前后宜导引摘星换斗势以疏导手少阴经筋，濡养手少阴心经；导引掉尾势以疏导手太阳经筋，濡养手太阳小肠经。

秋季养肺：肺经与大肠经相表里。立秋、秋分前后宜导引韦陀献杵第一势以疏导手太阴经筋，濡养手太阴肺经；导引出爪亮翅势以疏导手阳明经筋，濡养手阳明大肠经。

冬季养肾：肾经与膀胱经相表里。立冬、冬至前后宜导引打躬势以疏导足少阴经筋，濡养足少阴肾经；导引九鬼拔马刀势以疏导足太阳经筋，濡养足太阳膀胱经。

5.1.4 禁忌

a）凡遇极端天气，如大热、大寒、暴雨、大风等不宜导引。

b）夜晚以静养安神为主，不宜扰动筋骨。

5.2 因地原则

5.2.1 南北地域

导引时，身处南方应注意避暑、避湿、避风；北方应注意避风、避燥、避寒。

5.2.2 导引环境

导引时首选室外，宜在地势平坦、空气清新的安静环境。在室内练习时，将宠物关进笼子，避免干扰。有条件者，应定时在固定地点练习。

5.2.3 导引方位

导引时，宜面向正东或正南。练习过程中身形、掌心、眼神与东、南、西、北、上（天）、下（地）六合方位相应。

5.2.4 禁忌

忌随意改变导引时机、方位和方法。

5.3 因人原则

5.3.1 年龄

6 岁以上，能独立稳定站立者。

5.3.2 健康程度

健康、亚健康、疾病康复人群均可练习。练习次数，应根据自身当下情况由 1 次、3 次、5 次、7 次，并以 7 的倍数逐渐递增，量力而行，以身体舒适、没有疲劳感为度。

5.3.3 饮食

饮食宜节制，避免过饥、过饱。导引前，宜饮用一杯温水。

5.3.4 禁忌

a）凡醉酒、大饥、大饱等，不宜导引行气。

b）凡发烧、大怒、大悲、大喜、大惊之时，不宜导引行气。

c）凡感冒、发热、女性怀孕期和生理期，可暂停练习。

附录 A

（规范性附录）

"古本易筋经十二势导引法"技术规范图解

A.1 基本步态

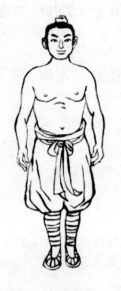 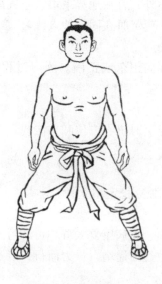

图 A.1 松静站立　　　　　　　　图 A.2 大马步

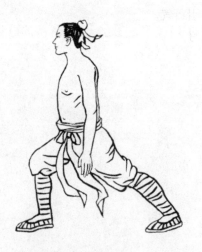 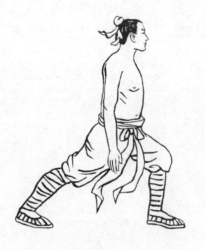

图 A.3 右弓步　　　　　　　　图 A.4 左弓步

A.2 基本手形

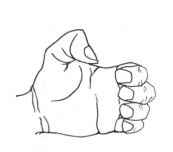

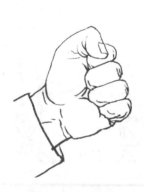

拳眼

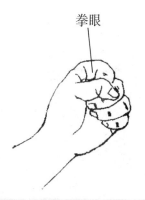

图 A.5 卷指 　　　　　　　图 A.6 握拳 　　　　　　　图 A.7 拳眼

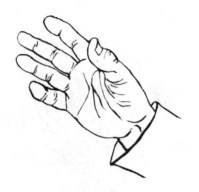

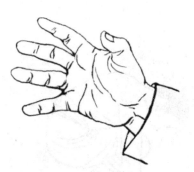

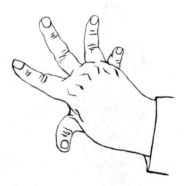

图 A.8 鸟爪 　　　　　　　图 A.9 龙爪 　　　　　　　图 A.10 虎爪

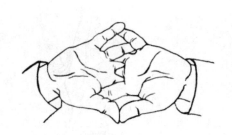

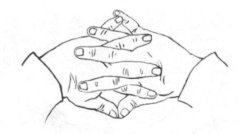

图 A.11 十指交叉前视图 　　　　图 A.12 十指交叉后视图

A.3　部位

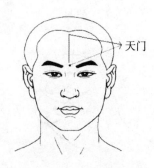

图 A.13　天门

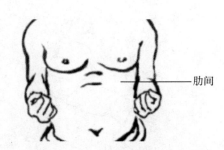

图 A.14　肋间

A.4　动作分解与要点解析

A.4.1　预备势导引法

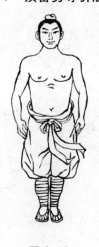

图 A.15

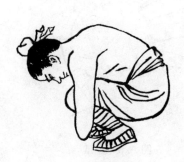

图 A.16

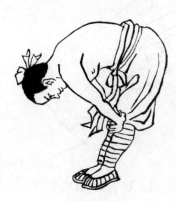

图 A.17

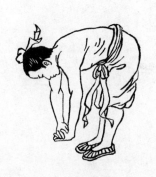

图 A.18

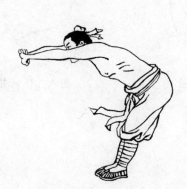

图 A.19

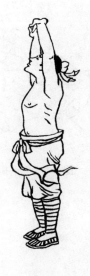

图 A.20

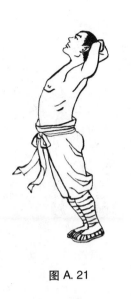

图 A.21

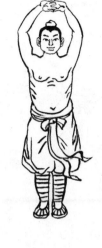

图 A.22

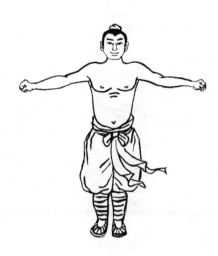

图 A.23

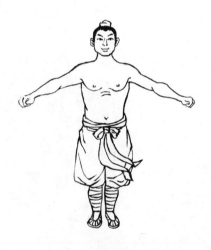

图 A.24

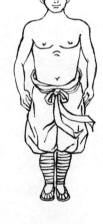

图 A.25

A.4.2 韦陀献杵第一势导引法

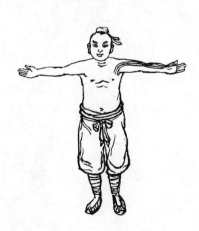

图 A.26 韦陀献杵第一势导引法

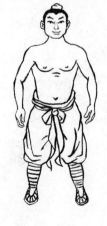

图 A.27

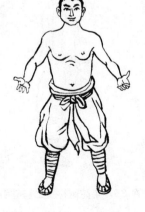

图 A.28

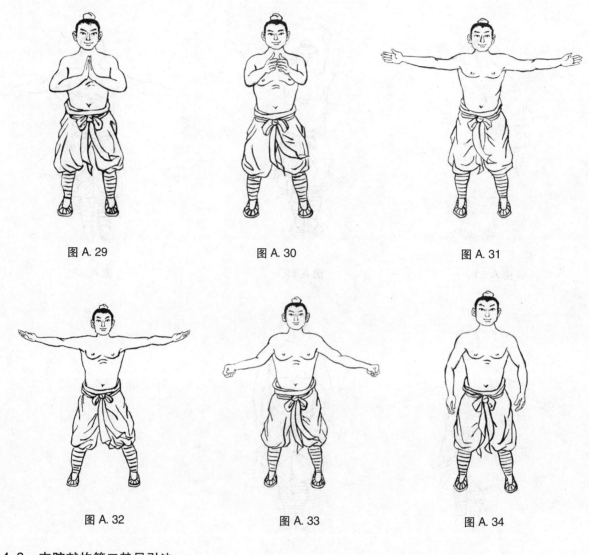

图 A.29   图 A.30   图 A.31

图 A.32   图 A.33   图 A.34

A.4.3   韦陀献杵第二势导引法

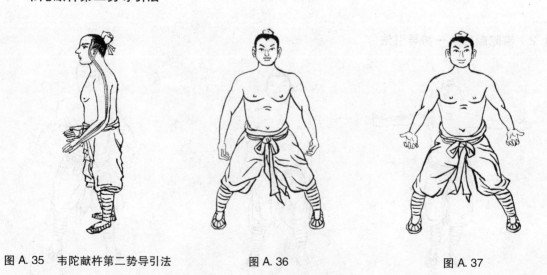

图 A.35   韦陀献杵第二势导引法   图 A.36   图 A.37

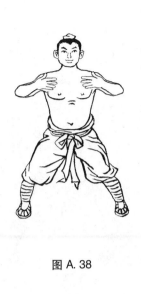

图 A.38

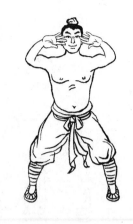

图 A.39

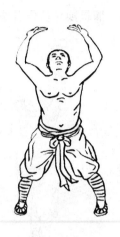

图 A.40

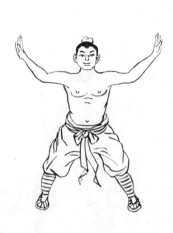
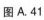

图 A.41

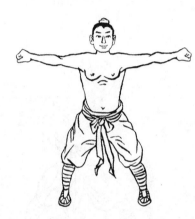

图 A.42

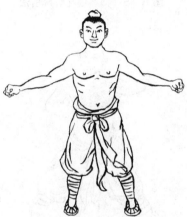

图 A.43

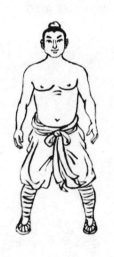

图 A.44

A.4.4 摘星换斗势导引法

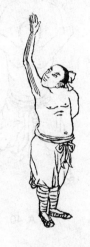

图 A.45 摘星换斗势导引法

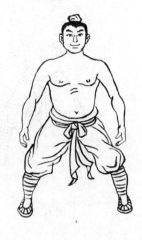

图 A.46

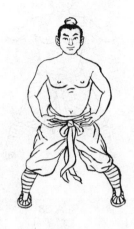

图 A.47

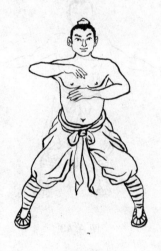

图 A.48

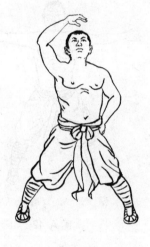

图 A.49

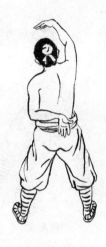

图 A.50

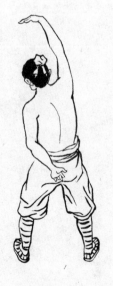

图 A.51

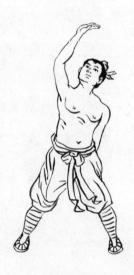

图 A.52

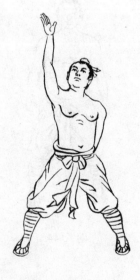

图 A.53

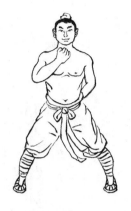

图 A. 54

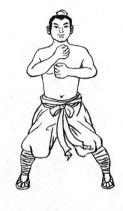

图 A. 55

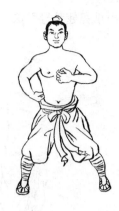

图 A. 56

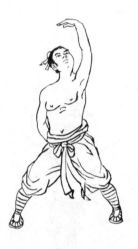

图 A. 57

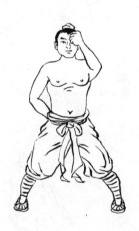

图 A. 58

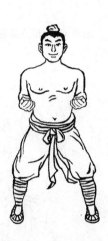

图 A. 59

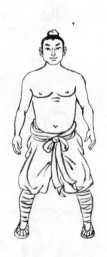

图 A. 60

A.4.5　出爪亮翅势导引法

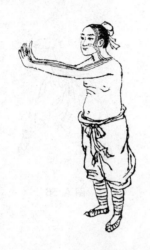

图 A.61　出爪亮翅势导引法

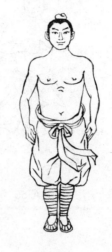

图 A.62

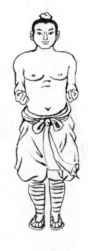

图 A.63

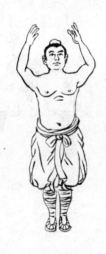

图 A.64

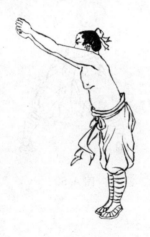

图 A.65

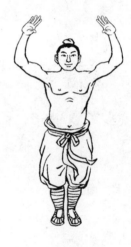

图 A.66

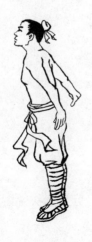

图 A.67

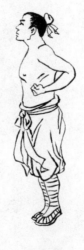

图 A.68

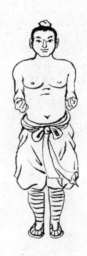

图 A.69

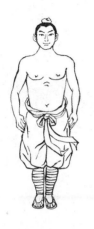

图 A.70

A.4.6 倒拽九牛尾势导引法

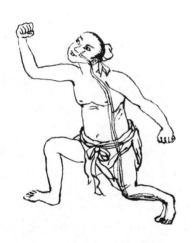

图 A.71 倒拽九牛尾势导引法

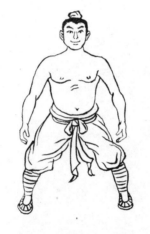

图 A.72

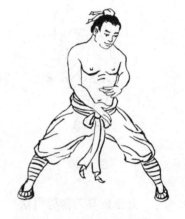

图 A.73

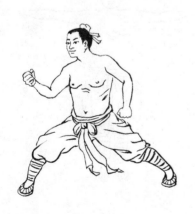

图 A.74

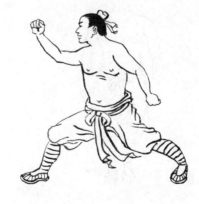

图 A.75

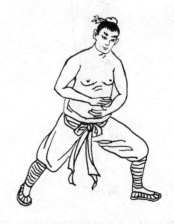

图 A.76

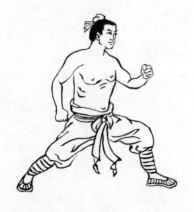

图 A.77

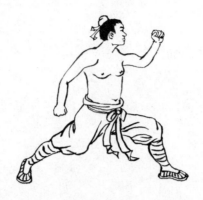

图 A.78

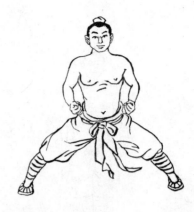

图 A.79

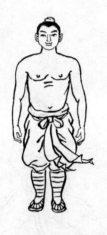

图 A.80

A.4.7　九鬼拔马刀势导引法

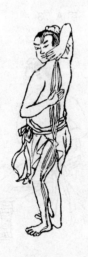

图 A.81　九鬼拔马刀势导引法

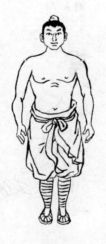

图 A. 图82

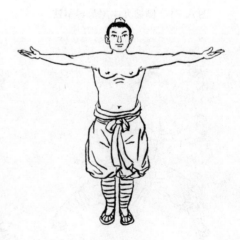

图 A.83

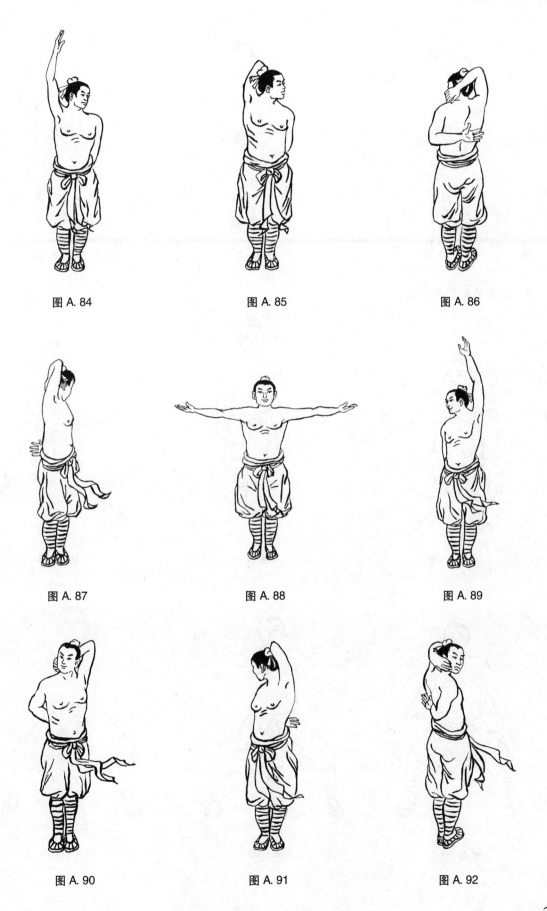

图 A.84

图 A.85

图 A.86

图 A.87

图 A.88

图 A.89

图 A.90

图 A.91

图 A.92

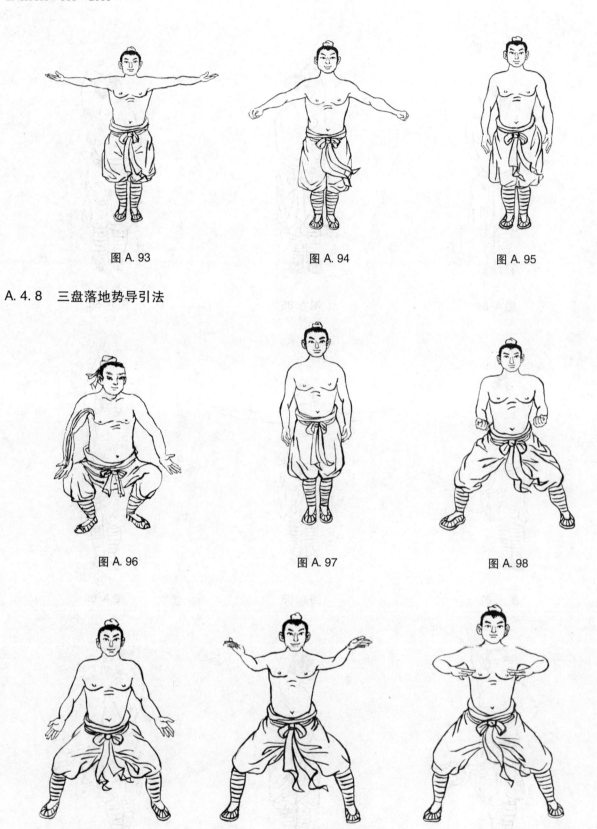

图 A.93　　　　　　　　图 A.94　　　　　　　　图 A.95

A.4.8　三盘落地势导引法

图 A.96　　　　　　　　图 A.97　　　　　　　　图 A.98

图 A.99　　　　　　　　图 A.100　　　　　　　　图 A.101

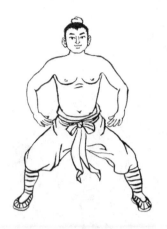

图 A.102

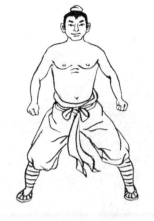

图 A.103

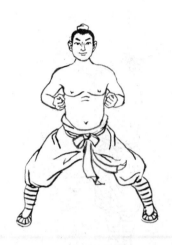

图 A.104

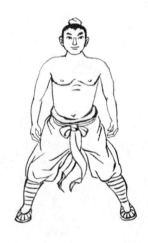

图 A.105

A.4.9 青龙探爪势导引法

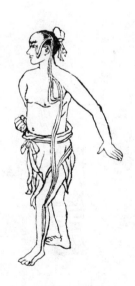

图 A.106

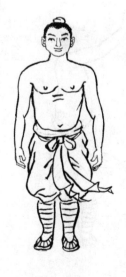

图 A.107

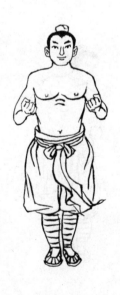

图 A.108

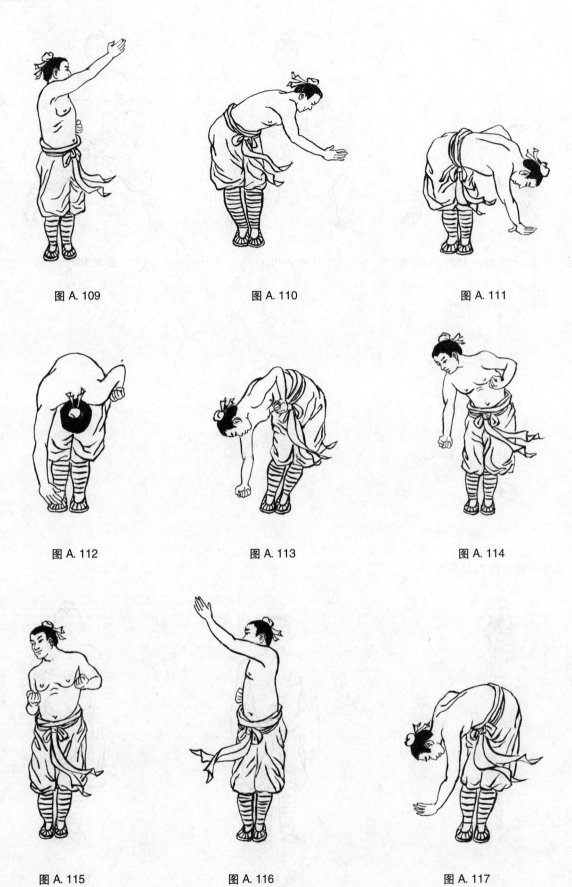

图 A. 109　　　　　　　　　图 A. 110　　　　　　　　　图 A. 111

图 A. 112　　　　　　　　　图 A. 113　　　　　　　　　图 A. 114

图 A. 115　　　　　　　　　图 A. 116　　　　　　　　　图 A. 117

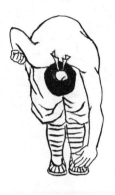

图 A.118

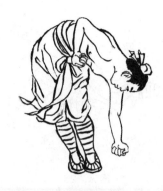

图 A.119

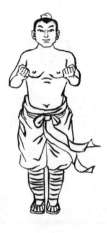

图 A.120

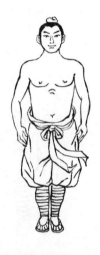

图 A.121

A.4.10 卧虎扑食势导引法

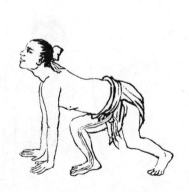

图 A.122

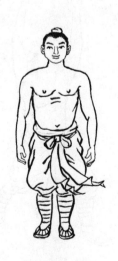

图 A.123

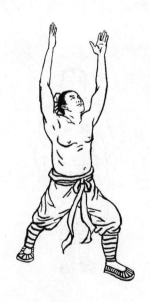

图 A.124

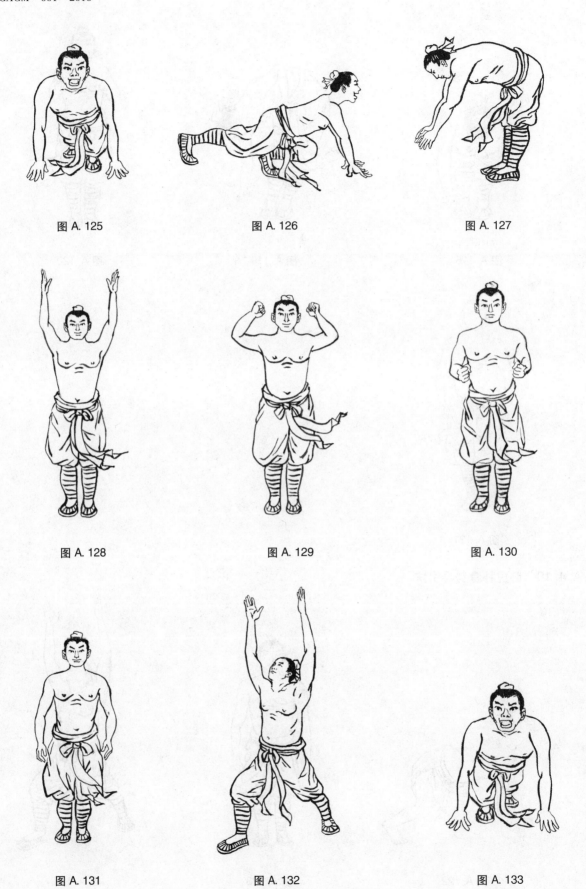

图 A. 125

图 A. 126

图 A. 127

图 A. 128

图 A. 129

图 A. 130

图 A. 131

图 A. 132

图 A. 133

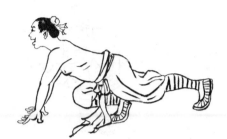

图 A.134

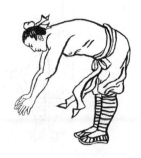

图 A.135

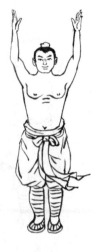

图 A.136

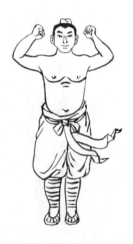

图 A.137

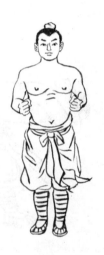

图 A.138

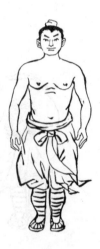

图 A.139

A.4.11 打躬势导引法

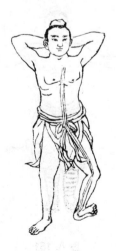

图 A.140

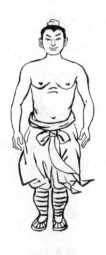

图 A.141

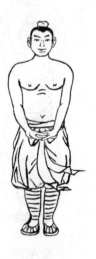

图 A.142

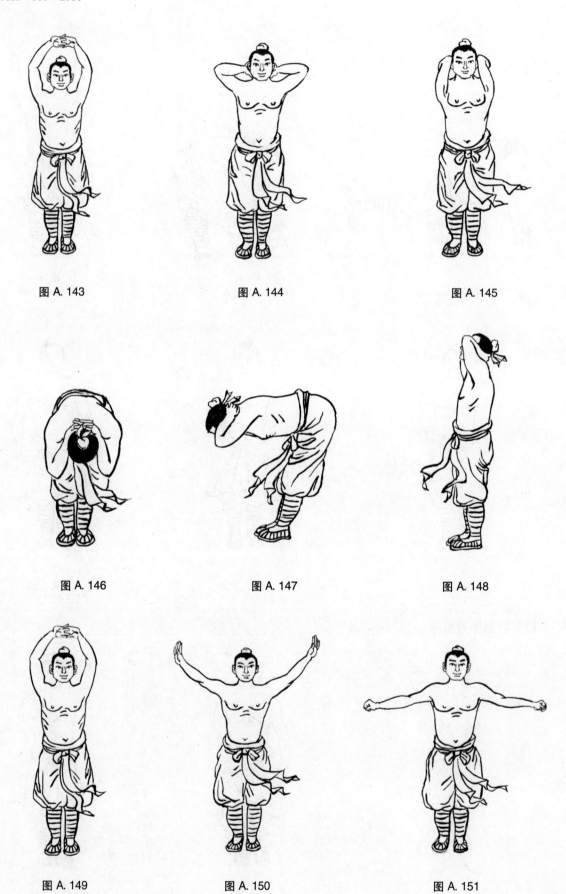

图 A.143

图 A.144

图 A.145

图 A.146

图 A.147

图 A.148

图 A.149

图 A.150

图 A.151

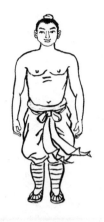

图 A. 152

A. 4. 12　掉尾势导引法

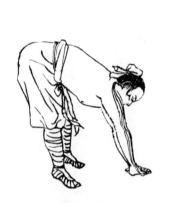

图 A. 153

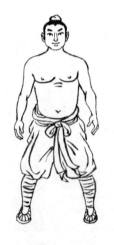

图 A. 154

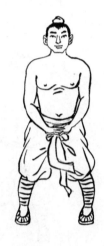

图 A. 155

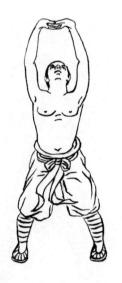

图 A. 156

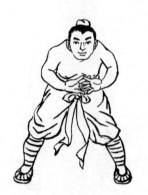

图 A. 157

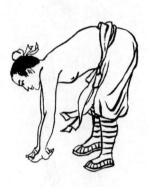

图 A. 158

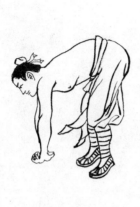

图 A.159

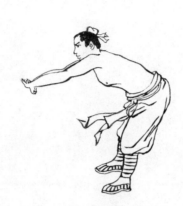

图 A.160

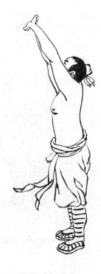

图 A.161

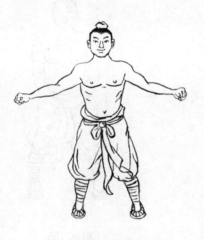

图 A.162

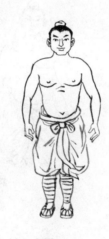

图 A.163

A.4.13　收势导引法

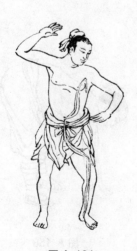

图 A.164

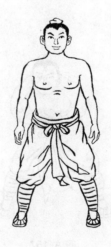

图 A.165

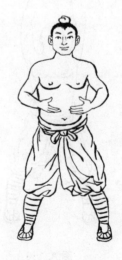

图 A.166

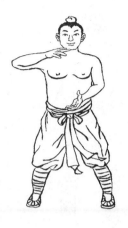

图 A. 167

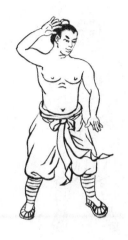

图 A. 168

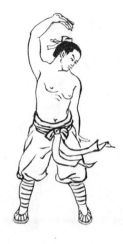

图 A. 169

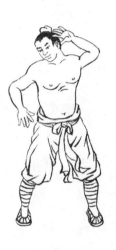

图 A. 170

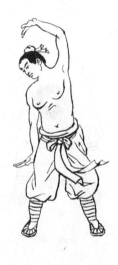

图 A. 171

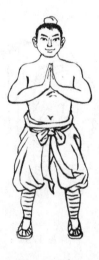

图 A. 172

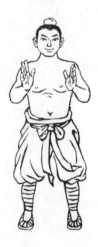

图 A. 173

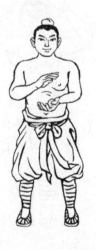

图 A. 174

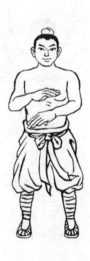

图 A. 175

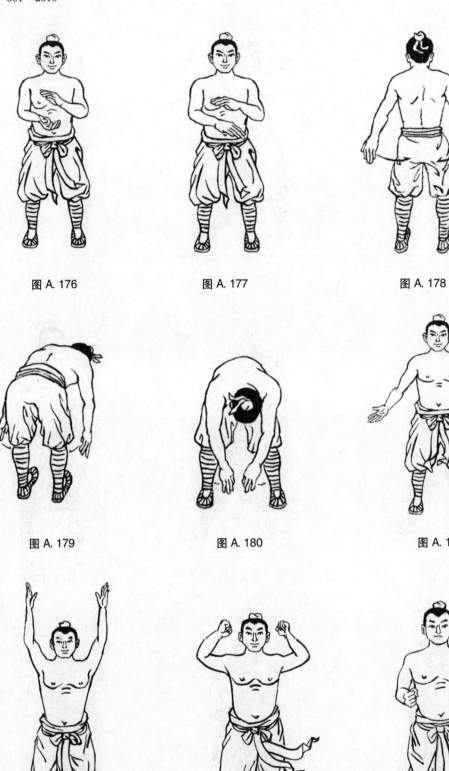

图 A.176　　　　　　　图 A.177　　　　　　　图 A.178

图 A.179　　　　　　　图 A.180　　　　　　　图 A.181

图 A.182　　　　　　　图 A.183　　　　　　　图 A.184

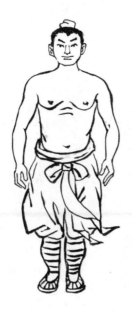

图 A. 185

附录 B

（规范性附录）

"卧虎扑食势导引法"简易习练法图解

在习练"卧虎扑食势导引法"时，如存在困难，可采取以下方法进行习练。

B.1 动作要领

呈弓步、两手扶膝，重心移至前腿。抬头、张口、怒目，呈卧虎扑食势。重心前后移动 7 次。

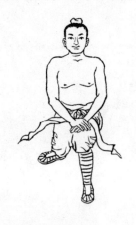

图 B.1

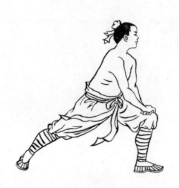

图 B.2

附录 C

（规范性附录）

"掉尾势导引法"简易习练法图解

在习练掉尾势时，如存在困难，可采取此法进行习练。

C.1　动作要领

两手十指交叉，下腰置于矮凳上，保持抬头，目视前方。重心前移至脚掌。脚跟提起，顿地 7 次为 1 组，顿地 3 组后以手推凳慢慢起身。

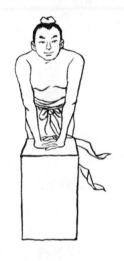　　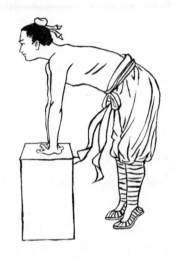

图 C.1　　　　　　　　　　　图 C.2

参 考 文 献

[1] 田代华整理. 黄帝内经·素问［M］. 北京：人民卫生出版社. 2007.

[2] 明·赵府居. 灵枢经［M］. 北京：人民卫生出版社. 1963.

[3] 清·王先谦集解；方勇整理. 庄子［M］. 上海：上海古籍出版社. 2009.

[4] 曹洪欣. 海外回归中医古籍善本集粹·诸病源候论［M］. 北京：中医古籍出版社. 2005.

[5] 明·张介宾. 类经［M］. 北京：中医古籍出版社. 2016.

[6] 严蔚冰整理. 达摩易筋经［M］. 上海：上海古籍出版社. 2009.

[7] 明·高濂. 遵生八笺［M］. 北京：中国医药科技出版社. 2011.

[8] 严蔚冰传承；严石卿执笔. 古本易筋经十二势导引法. 第3版［M］. 北京：中国科学技术出版社. 2017.

[9] 谢映斋. 易筋经十二图势. 民国手绘本.

[10] 严蔚冰. 全国中医药行业高等教育"十三五"创新教材·中医导引学［M］. 北京：中国中医药出版社. 2017.

[11] 丁洋. 12项传统医药入第四批非遗名单［J］. 中医临床研究，2014，32（29）：149.

[12] 严蔚冰，李殿友. 中医导引法在帕金森病康复中的应用［A］. 世界医学气功学会第五届理事会第二次会议暨第八届学术交流会议论文集［C］. 世界医学气功学会（World Academic Society of Medical Qigong），2014：8.

[13] 褚宇帆，吴敏. 易筋经改善老年人体能衰退初探［J］. 体育与科学，1998，19（3）：33 – 35，48.

[14] 何富乐，胡美兰. 治未病理论对中医养生体系构建及其产业发展的启示［J］. 中华中医药学刊，2013，31（7）：1598 – 1600.

[15] 崔杰，高超. 基于"治未病"思想浅探健康管理对亚健康人群的意义［J］. 医学理论与实践，2016，29（4）：446 – 448.

[16] 冯毅翀，邱文梅，钟国林，等. 易筋经抗衰老临床研究［J］. 新中医，2013，45（8）：106 – 107.

[17] 龚利，严隽陶，刘玉超，等. 推拿功法易筋经对老年骨骼肌减少症患者等速肌力的影响［J］. 上海中医药大学学报，2011，25（3）：55 – 58.

[18] 梅凯. 易筋经习练改善退行性膝关节炎肝肾亏虚证的机理研究［D］. 湖南中医药大学，2015.

[19] 殷萱，姚斐，孙萍萍，等. 易筋经与核心稳定性训练的比较分析［J］. 上海中医药大学学报，2015，29（4）：12 – 15.

[20] 王愿，刘理想. 试论《易筋经》对中医学的理论贡献［J］. 中国中医基础医学杂志，2010，16（2）：111 – 113.

[21] 唐晓婷，潘燕君，张晓文，等. 易筋经国内外研究现状［J］. 中外健康文摘，2014，7（7）：103 – 105.